AF405045

DE L'INDÉPENDANCE

ET

DE LA DIGNITÉ DU MÉDECIN

DISCOURS

prononcé à la séance de rentrée des Écoles de médecine et d'enseignement supérieur

D'ANGERS

LE 7 NOVEMBRE 1861

PAR LE DOCTEUR DUMONT

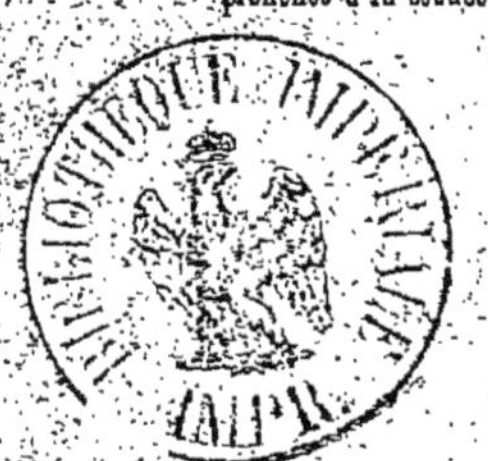

Professeur à l'École secondaire de médecine d'Angers ; médecin en chef de la prison cellulaire ; médecin titulaire de l'École impériale d'arts et métiers ; Président de la section de médecine de la Société académique d'Angers ; correspondant de la Société médico-chirurgicale de Gênes (États-Sardes).

ANGERS

IMPRIMERIE DE COSNIER ET LACHÈSE

Chaussée Saint-Pierre 13

1861

1862

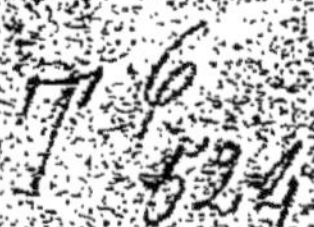

DE L'INDÉPENDANCE

ET

DE LA DIGNITÉ DU MÉDECIN.

..... Mihi res non me rebus submittere conor.

Messieurs les Étudiants,

Il y a quelques années, dans cette même enceinte, devant la même élite de l'administration, de la magistrature et du clergé, je vous disais :

Soyez instruits, car, sans la science, le médecin n'est qu'un aveugle qui frappe au hasard.

Soyez hommes de cœur ; car c'est le cœur qui vivifie l'art médical et en fait jaillir des miracles d'héroïsme et d'humanité.

Enfin, soyez indépendants ; car l'indépendance est le cachet de la vraie dignité, le plus noble de nos attributs, la plus sûre de nos récompenses.

Je vous disais encore : Toute position sociale quelqu'élevée qu'elle soit, a ses tribulations et ses joies ; ses douceurs et ses amertumes.

La Médecine, Messieurs, aura donc pour vous ses moments d'ennuis et de dégoûts ; j'allais dire ses heures de désespoir.

En face, chaque jour, de tant de misères humaines physiques ou morales, vous sentirez plus d'une fois votre courage défaillir, et vous aurez besoin de faire appel à toute votre énergie pour marcher en avant sans hésitation et sans trouble. *Dura rudimenta.*

L'homme du monde, qui n'aperçoit guère que l'extérieur des choses et ne juge que sur l'apparence, proclamera bien haut la beauté, la noblesse, la sainteté de notre profession.

Rien de plus juste, sans doute, rien de plus vrai; mais malgré cet enthousiasme, un peu irréfléchi peutêtre, combien de fois le Médecin, comme le jeune Spartiate, ne sentira-t-il pas son flanc déchiré, bien que toujours impassible et sans plainte.

Ainsi donc, à ces hommes qui déplorent sans cesse les difficultés et les soucis de leur état, ah! vous pourrez bien répondre, comme le prince mexicain : Et moi, suis-je donc sur des roses?

Cependant, Messieurs, n'y a-t-il aucune compensation à notre ardu labeur de chaque jour?

En entrant dans le temple de la Médecine y lirons-nous au frontispice la terrible inscription de Dante?

Non, le sentiment du devoir accompli, les services rendus à l'humanité, les ineffables joies d'une famille que de légitimes craintes ont un instant plongée dans le désespoir, seront pour vous le plus noble des salaires, le plus digne prix de votre dévouement.

Ces hautes considérations, je ne dois pas les aborder aujourd'hui. D'ailleurs, ce qui est l'objet du sentiment ne s'apprend ni ne s'enseigne. On le trouve au fond de son cœur; car, la vraie vocation médicale n'est rien que l'instinct toujours inné de l'amour de l'humanité.

Je voudrais pourtant vous montrer que la nature

n'a pas été une marâtre pour le médecin, qu'elle a un baume pour ses blessures, un contrepoids à ses ennuis, une compensation à ses fatigues.

Sera-ce la richesse? Mais l'association médicale arrachant chaque jour à la misère la femme et les enfants d'un médecin mort avant le temps, ne prouvet-elle pas que l'humble praticien ne lègue souvent à sa famille que l'honneur du devoir obscurément accompli.

La reconnaissance? Messieurs, je vous l'ai dit ailleurs, sachons la mériter, mais n'y comptons jamais.

Les honneurs, enfin? Mais c'est une amère ironie. Si le médecin philosophe ne les recherche pas, à coup sûr les honneurs ne s'empressent guère de l'aller chercher.

Nous sommes loin de ce temps patriarchal où l'on refusait la royauté parce que l'on n'était pas médecin.

Noli me constituere regem, non sum enim medicus.

Il y a pourtant aujourd'hui dans le monde, un homme de l'art qui n'est pas roi à la vérité, mais qui gouverne néanmoins comme ministre de l'intérieur (1) dans la ville de Minerve, dans cette Athènes où nous avons tant vécu durant notre première jeunesse. Toutefois, Messieurs, ne nous flattons pas trop, l'exemple du roi Othon ne sera jamais bien contagieux.

Cherchons donc en dehors de ces préoccupations matérielles, quelque chose de plus grave, de plus spirituel; un talisman qui soit en nous-même et naisse des plus nobles facultés de notre âme.

Ce mobile, Messieurs, qui porte en lui sa récom-

(1) Le docteur Pappolexopoulo, ministre de l'intérieur, à Athènes, 1er décembre 1860.

pense, c'est l'indépendance médicale, c'est la dignité du Médecin.

L'Indépendance! Ce mot chatouille agréablement votre oreille; à ce nom magique votre âme tressaille et s'émeut. Tant mieux. Il est en effet une liberté sainte que ne désavoue ni l'ordre, ni la religion; c'est le sentiment nécessaire de tout homme qui se respecte, c'est le plus beau des priviléges que la Providence nous ait octroyés. N'est-ce pas par là que nous nous élevons au-dessus des brutes, esclaves nécessaires des appétits sensuels, *ventri obedientia*, a dit un ancien.

Si l'homme n'était pas libre, serait-il l'image de Dieu?

Toutefois, sentinelle avancée, je dois vous crier : Prenez garde, Messieurs, vous côtoyez un précipice.

Il est une indépendance trompeuse et perfide, Circé enchanteresse qui, par ses décevants attraits, fascine la jeunesse et ne l'attire que pour la perdre. Fuyez cette implacable syrène; car sous ce nom sacré se voilent quelquefois la licence et l'anarchie, fléaux les plus terribles de la Société.

L'indépendance vraie, Messieurs, celle de l'honnête homme, n'est pas la révolte contre la règle, la lutte systématique contre une autorité légitime. Non, c'est l'adhésion volontaire et réfléchie à la règle; c'est l'obéissance dictée par la raison et d'autant plus sûre que les motifs en sont mieux sentis, mieux jugés, mieux appréciés.

Sachez-le donc et ne l'oubliez jamais, l'indépendance n'est pas le cri sauvage de l'Ange rebelle : *Non serviam*. C'est le noble sentiment de son devoir et de son droit; l'instinct, pour ainsi dire, de sa dignité personnelle.

C'est quelquefois la force d'inertie opposée à tout ce qui blesse l'un ou l'autre. C'est le grand Harley,

l'immortel honneur de la Magistrature, qui, sommé
par les Seize de signer un acte injuste, se lève à la
tête de sa compagnie et demande des fers,

Du front dont il aurait condamné ces pervers.

Voilà, Messieurs, ce que vous devez entendre par le
mot d'indépendance que des insensés feront quelquefois perfidement retentir à vos oreilles. Repoussez ces
dangereux conseillers et ne prenez jamais ce mot que
dans la sainteté de son acception.

Vous aurez alors l'expression la plus haute de la
dignité humaine et le plus beau privilége dont le médecin doive s'enorgueillir.

Certes, nous ne prétendons pas au monopole de ce
privilége. En effet, l'indépendance n'est-elle pas l'honneur et la gloire de la Magistrature? N'est-ce pas par
elle que le magistrat, l'œil toujours fixé sur la loi,
sait rendre des arrêts, mais ne rend pas de services?

Chaque condition sociale doit donc avoir son indépendance relative, sous peine d'abdiquer sa dignité
propre.

Soit disposition professionnelle, soit étude plus sé-
rieuse et plus profonde de l'homme, soit enfin la tra-
dition d'une longue suite de maîtres savants et honorables, le Médecin a conquis dans l'opinion publique
l'idée d'aimer et de professer naturellement une cer-
taine indépendance.

L'étude de la nature, de cette nature immense
comme son auteur et près de laquelle nos débats, nos
ambitions, nos intrigues sont si petits; la culture obli-
gatoire des sciences et des lettres et, comme conséquence, une appréciation plus juste des choses de la
vie, nous expliquent peut-être la source de cette pré-
rogative que l'on accorde au Médecin.

Messieurs, je ne voudrais pas que l'on me taxât d'oulccuidance, et l'amour de ma profession né m'aveugle pas jusqu'à me rendre injuste.

Je rends le plus authentique hommage au clergé, à la Magistrature, à l'Administration, à l'Armée. Et, d'ailleurs, n'avez-vous pas ici même, dans cette enceinte, des types bien remarquables de ce qu'il y a de grand, d'élevé, d'éminent même dans chacune de ces professions.

Pourtant, je le dirai, parce que je ne sais pas cacher ma pensée; de toutes les professions dont s'honore la France, l'Europe peut-être, aucune ne l'emporte sur la Médecine par la noblesse et l'élévation des sentiments, le nombre et la qualité des connaissances, le désintéressement, l'horreur des préjugés, le dévouement à ses semblables et la plus absolue abnégation de soi-même.

Un philosophe rendait grâce aux Dieux d'être né homme, puis Grec, puis Athénien. Nous, Messieurs, glorifions-nous d'être hommes, médecins et Français.

L'indépendance s'offre à nous sous deux aspects : indépendance de l'esprit, indépendance du caractère.

Malgré une intime corrélation, l'une n'est pas toujours la conséquence de l'autre.

Chez le Médecin elles ne doivent jamais s'isoler.

A voir la manière dont va le monde, les vieilles erreurs qui règnent, les préjugés qui dominent, il est facile de juger que la masse des hommes suit, comme un troupeau, la main qui la dirige. Comme l'astre de la nuit, cette foule ne reflète qu'une lumière empruntée et par là même singulièrement amoindrie.

L'homme vraiment homme pense par lui-même. L'indépendance de sa pensée fait sa dignité et sa gloire. L'esclave n'a d'idée que celle du maître.

L'un n'obéit qu'à la voix de sa conscience, l'autre fait plier sa conscience aux caprices de l'idée d'autrui.

Il faut à ce dernier formuler une opinion qu'il suit en, aveugle. Le premier ne s'asservit à l'idée que dans la mesure de sa conviction individuelle. Celui-ci ne cède qu'à l'évidence de la vérité; celui-là prend pour la vérité de vaines lueurs qui n'éclairent que pour égarer.

Ah! Messieurs, s'il est vrai que votre profession vous donne, comme instinctivement, cet esprit qui nous fait rechercher la vérité, sans être entravés par de mesquines considérations, rendez grâce à votre art, il vous paie largement des soucis qu'il vous cause.

Celui qui osa dire que : S'il avait la main pleine de vérités, il ne se donnerait pas la peine de l'ouvrir, assurément n'était pas médecin. Jamais médecin, le payât-on d'un siècle de vie, ne se souillera d'un pareil égoïsme.

Vers le milieu du siècle dernier, un éloquent écrivain, dans un discours couronné par l'Académie française, peignit Descartes recueillant toutes les forces de l'esprit humain pour aller à la conquête de la vérité et ne voulant plus désormais jurer par la parole d'aucun maître.

Idée grande, Messieurs, idée lumineuse et féconde!

Mais bientôt, comme effrayé de sa propre audace, l'orateur s'écrie : Arrivés à ce point, arrêtez-vous; n'allez pas plus loin, ne creusez pas davantage.

Eh bien! Messieurs, avec moins d'autorité de parole, mais avec une aussi profonde conviction, je vous dirai : Creusez, creusez encore, creusez toujours.

Peut-être cette dernière couche que vous n'osez soulever et devant laquelle vous arrête un respect mal entendu, recouvre la vérité.

Creusez, et si la vérité ne jaillit pas, vous aurez au moins acquis la certitude qu'il faut la chercher ailleurs.

Pareils à ces anciens alchimistes qui, sans avoir trouvé au fond de leur creuset l'introuvable pierre philosophale qu'ils cherchaient, ont rencontré d'utiles vérités qu'ils ne cherchaient pas, qu'ils étaient même loin de soupçonner.

Creusez donc, Dieu a mis des bornes à la mer, il n'en a pas posé aux recherches de l'esprit humain (1).

Gardez-vous, comme l'a dit un poëte, de prendre l'horizon pour les bornes du monde.

La nature interrogée pendant des milliers d'années, le sera encore pendant une immense série de siècles, sans que cette fille de Dieu, comme son auteur, dise jamais son dernier mot.

Enfin, comme ce voyageur français, qui ne s'arrêta que là où la terre lui manqua, ne vous arrêtez qu'à la limite du possible, et alors, alors seulement vous pourrez dire comme lui :

Sistimus hic tandem nobis ubi defuit orbis.

Heureux, chantait le poëte latin, heureux l'homme des champs, s'il connaît son bonheur!

Heureux aussi, ajoutait-il, le sage instruit des lois de la nature.

Il foule aux pieds de chimériques terreurs, il ne s'enivre point d'espoirs décevants, il voit avec plus de pitié que d'indignation, les opinions instables et flottantes de tant d'hommes qui, errant au hasard, cherchent, selon la sublime expression de Lucrèce, le chemin de la vie,

. . . . . Viam palantes quærere vitæ.

Le chemin de la vie pour le Médecin, Messieurs,

_____

(1) Tradidit mundum disputationibus eorum.

S. Paul.

c'est la science médicale, l'amour de l'humanité, le respect des lois, le dévouement à son pays.

Vous n'y faillirez pas, de vils intérêts ne seront pas votre mobile; vous porterez haut l'honneur médical et notre devise sera toujours :

Aux nobles cœurs, les nobles jouissances.

Ah! si cet apanage des hommes d'élite ne vous semble pas une rémunération assez belle, si des intérêts purement matériels entrent dans votre calcul, arrêtez-vous sur le seuil du temple, ne pénétrez pas plus avant, grande serait votre déception.

Je le sais, dans notre siècle trop voué peut-être à l'industrie seule, trop absorbé dans les combinaisons mécaniques, la doctrine du beau et du bon semble un vieux rêve platonique renouvelé des Grecs. Et pourquoi pas, Messieurs?

Il y a plus de deux mille ans que ces Grecs savaient unir à l'étude du beau et du bon le commerce, les sciences, les lettres et les beaux arts.

Sachons donc lutter contre une tendance trop exclusivement mercantile et tout en transformant et soumettant à nos besoins, cette terre que Dieu nous a confiée, n'oublions pas que la destinée de l'homme n'est pas restreinte au petit cercle qui l'environne et que ces orbes immenses, qui roulent sur nos têtes nous diront un jour leur mystérieux secret.

Vous nourrirez donc, Messieurs, dans vos âmes, ce feu sacré de la dignité professionnelle et, comme l'antique vestale, vous le transmettrez inextinguible à ceux qui vous suivront.

Mais il ne suffit pas qu'il vous échauffe, il faut encore qu'il rayonne autour de vous. Cette chaleur morale faisant explosion au dehors, en dépit des obstacles, s'appelle le courage civil.

Rare en tous temps, plus rare au temps actuel, ce

genre de courage, basé sur de profondes convictions, doit s'affaiblir à l'époque où un scepticisme général va désenchantant l'esprit et desséchant le cœur.

Il semblerait d'abord que le sublime du courage dût consister à braver audacieusement la foudre sur un champ de bataille. Pourtant il n'en est pas ainsi, en France surtout. Dans ce pays où chaque homme naît soldat, où la bravoure est en quelque sorte un instinct national, le courage civil se présente comme une exception.

Tandis que les fastes militaires enregistrent, par milliers, les traits d'héroïsme, nous ne comptons qu'à de longues distances, les actes d'intrépidité civile qui nous frappent toujours comme une nouveauté.

Le courage civil, Messieurs, est une inspiration sublime et désintéressée de l'âme, laquelle va jusqu'à ennoblir des actes que la raison n'avoue pas toujours.

Au soldat qui s'ensevelit consciencieusement dans son drapeau, qui donc oserait demander compte de la cause qu'il a servie?

Tout homme, martyr généreux de ce qu'il croit son devoir, est une victime agréable à Dieu. Devant de pareils hommes, nous devons, comme le vainqueur de Wagram, découvrir nos têtes et dire, en nous inclinant : Honneur au courage malheureux.

Quiconque en un mot sacrifie ses intérêts à la voix de sa conscience, et tombe généreusement en embrassant l'idole qu'il a toujours adorée, fût-il dans l'erreur, mérite notre déférence, je dirais presque notre admiration.

Combien grandes doivent donc être à nos yeux ces âmes divines qui, au péril de leur vie, ont proclamé la vérité à la face du soleil! C'est à cet héroïsme que nous devons notre affranchissement intellectuel et moral.

Si, il y a dix-neuf siècles, cédant à de lâches considérations, le Christ n'avait osé tonner contre les préjugés et les vices de son temps, peut-être n'eût-il pas expiré sur une croix ; mais à coup sûr il n'aurait pas sauvé le monde.

Si, comme l'a dit le premier penseur du dix-huitième siècle, les grandes pensées viennent du cœur, les grandes et nobles actions ne découlent pas moins de cette source féconde. Bien penser, c'est presque déjà bien faire. Si donc, l'indépendance médicale rehausse le caractère, agrandit la sphère de l'esprit, comment ne donnerait-elle pas au cœur une force spéciale que le servilisme de l'âme, passez-moi ce mot, étouffe et anéantit?

L'égoïsme froid et lâche se resserre sur lui-même. Le cœur du Médecin digne de sa profession, s'ouvre au besoin de ses semblables. Il est expansif, généreux, indulgent sans jamais perdre rien de sa fermeté et de son énergie.

Que le jour de la lutte arrive; qu'on offre au Médecin un vil compromis avec sa conscience, une transaction entre la honte et le devoir, alors vous verrez, sous les sombres lambris du Louvre, le soir de cette nuit néfaste du 24 août, Ambroise Paré seul en présence de ce roi à qui l'on avait arraché l'ordre du massacre général.

La mort ou la messe!

A ces mots terribles, le roi de Navarre, cet Henri IV dont le courage n'est pas contesté, apostasie pour sauver sa tête.

Sire, répond noblement l'homme de l'art : il est trois choses que je ne puis accorder à Votre Majesté : Abjurer ma croyance, rentrer au sein de ma mère et cesser de servir mon roi.

Les fastes de la médecine, Messieurs, et je le dis

avec orgueil, si je les dépouillais devant vous, frapperaient vos esprits par le nombre et l'éclat de ces preuves d'une héroïque magnanimité.

Voyez le grand roi, puisque l'habitude lui conserve ce nom, tout est à genoux devant lui. Bossuet, lui-même, si dominant et si fier, s'humilie aux pieds du monarque.

Fénelon, génie trop élevé pour être compris du prince, part pour l'exil, coupable d'avoir composé son immortel Télémaque.

Pas une voix ne s'élève en sa faveur. La crainte de déplaire enchaîne la langue des amis mêmes. Tout noble caractère est donc flétri dans cette cour brillante et servile? Non, la situation est délicate, il est vrai; mais l'indépendance médicale ne fera pas défaut. Félix et Fagon oseront parler; ils tâcheront d'émouvoir l'inflexible volonté du maître; seuls ils plaideront la cause de l'illustre exilé.

Efforts vains sans doute; et pourtant, si l'on avait écouté Fénelon et compris Vauban, quelques réformes faites à temps auraient peut-être sauvé la France du cataclysme de 93.

Moins d'un siècle après, le Dauphin tombe malade, la Reine, la cour entière sont en alarmes, on dépêche un courrier à Bouvard. Ce médecin n'arrive pas sur-le-champ. Docteur, dit Marie-Antoinette très-émue, vous tardez beaucoup. — Madame, répond Bouvard en s'inclinant avec respect : il fallait que je visse un malade au faubourg Saint-Antoine.

Quoiqu'un peu rude de forme, il savait, cet homme de cœur, que les enfants des rois ne manquent jamais de médecin et que l'enfant du peuple peut quelquefois en manquer.

Ah! celui qui prescrivait à un ami malade d'un dérangement d'affaires, trente mille francs à prendre chez son propre banquier, était bien digne de proclamer dans un discours solennel : que la médecine est la profession la plus digne de l'homme, la plus digne d'un bon citoyen. *Dignissimam homine, dignissimam bono cive.*

Nous donc, ministres de la nature et de l'humanité, ne faisons jamais acception de personne. Pour nous, comme pour l'Apôtre, qu'il n'y ait ni Juifs, ni Gentils, ni Grec, ni Barbare ; ne voyons que des hommes qu'il nous faut toujours consoler, s'il ne nous est pas toujours donné de les soulager ou de les guérir.

Grâce à une civilisation plus avancée, le Médecin pourrait aujourd'hui, comme autrefois Hippocrate, refuser les présents d'Artaxercès, mais il ne refuserait pas de soigner des ennemis. Plus que personne, il peut s'approprier ce vers de Térence : Que rien de ce qui regarde l'humanité ne lui est étranger ; partout, à Sébastopol comme à Solférino, quiconque tombe sur le champ de bataille est sacré pour l'homme de l'art. *Res est sacra miser.*

De nos jours, n'en doutez pas, Messieurs, le corps médical tout entier saurait encore au moment de l'épreuve se montrer digne de ses devanciers.

Sous l'un de nos derniers gouvernements, dans l'ardeur fiévreuse d'un patriotisme irréfléchi, des hommes attaquent à outrance l'ordre de chose établi. Force reste à la loi ; mais le sang a coulé et les victimes de ces dissensions civiles vont cacher leurs blessures et leur défaite dans l'ombre d'impénétrables réduits.

L'instinct de la conservation, non moins vivace, non moins inflexible dans les gouvernements que chez les particuliers, suscite la malencontreuse idée d'exhumer une ordonnance de Louis XIV.

Sous des peines graves, les médecins de Paris sont sommés de dénoncer leurs clients et de livrer à la vindicte publique ceux qu'ils viennent d'arracher à la mort. Que feront-ils? Ah! ce qu'ils feront : tous, dans l'immense capitale de la France, sans se voir, sans s'entendre, séparés par de longues distances, tous à la même heure, sous la même injonction resteront muets ou répondront par un mot devenu fameux : *Non possumus*.

Et pourtant, personne plus que le Médecin ne s'incline devant la loi, personne plus que lui n'est convaincu que toute loi, fût-elle mauvaise, doit être obéie, sauf à en réclamer la réforme ou l'abrogation. Mais ici, la circonstance est impérieuse ; tout retard est homicide, toute temporisation meurtrière. L'urgence ennoblit cette abstention que les magistrats eux-mêmes dans leur haute sagesse n'ont voulu ni poursuivre ni désavouer.

Je m'arrête, Messieurs, pardonnez-moi quelques longueurs ; quand un professeur parle à ses élèves, c'est presque toujours en famille.

Messieurs les Etudiants,

Comme toute noblesse, des titres si honorables obligent sans doute.

Solidaires dans le corps médical, nous devons transmettre à nos successeurs intact, sinon agrandi, l'héritage de dignité professionnelle que nous ont légué nos devanciers.

Sans doute, le théâtre de nos luttes sera toujours restreint, le grand jour de la publicité n'y pénétrera guère ; qu'importe, pour mourir obscur sur un champ de bataille, le soldat tombe-t-il sans gloire?

Fils de cette France qui, seule parmi les nations, sait combattre pour l'idée ; apôtre de l'idée lui-même, le médecin la propagera dans sa modeste sphère. Par l'ascendant d'un degré supérieur d'instruction, par la confiance qu'il inspire, par l'élévation de caractère, il luttera, avec prudence toutefois, parmi les populations rurales, contre de vieux préjugés que l'intérêt nourrit quelquefois, que l'indifférence dédaigne et tolère toujours.

Il est des préjugés qu'il faut respecter, dit-on. Soit, mais il n'est pas un préjugé qui vaille la vérité qui devrait être à sa place ; car la vérité, c'est Dieu.

Apprenez, disait Hippocrate, notre maître à tous, apprenez aux peuples la crainte des dieux, l'amour des lois, le respect des magistrats.

La crainte des dieux, Messieurs, un autre que nous a la mission de l'enseigner. Le reste nous regarde.

Inspirons donc à ces hommes qui l'ignorent, la dignité humaine et le respect de soi-même.

Bien que notre première mission soit de soulager les maux physiques, tâchons aussi d'élever les âmes par l'amour de l'ordre et d'une sage liberté. Qu'ils sachent que l'un ne doit jamais se séparer de l'autre ; car l'ordre sans la liberté, c'est la paix des tombeaux, et la liberté sans l'ordre, c'est l'anarchie qui stupidement et sans frein se précipite dans le despotisme.

Quand l'Europe, le monde entier pour ainsi dire, d'un élan spontané et général se lève dans sa force pacifique pour revendiquer les imprescriptibles droits de l'autonomie, nous qui ne craignons plus pour ces droits que protége une volonté puissante, ne sentirons-nous pas toutes les facultés de notre âme s'émouvoir à ces grandes destinées de la France et du monde ?

Pourquoi tout peuple qui se réveille, jette-t-il vers la France son premier regard ?

Pourquoi ces milliers de chrétiens égorgés par le stupide musulman, ont-ils tous crié à la France : Sauvez-nous, vengez-nous ?

Enfin, pourquoi Paris est-il la capitale du monde civilisé ?

C'est que la France est un phare universel d'où rayonne partout la lumière de la civilisation moderne.

Sans doute, des nécessités politiques que nous n'avons point à juger, gênent encore cette lumineuse propagation.

Toutefois, Messieurs, ne soyons pas trop impatients. Rendons grâce à la main qui a délié nos langues si longtemps muettes et silencieuses. Ce n'est pas encore le couronnement, mais tâchons de le hâter par notre sagesse et notre prudence.

Laissons un ministre prudent et éclairé multiplier, protéger, doter, dans la mesure de son pouvoir, ces instituteurs primaires qui, les yeux tournés vers l'avenir et non vers un passé qui ne peut plus être, enseignent aux enfants du peuple à mieux connaître et partant à mieux pratiquer leurs devoirs et à user plus sagement de leurs droits.

La France, aujourd'hui à la tête du monde, confiante dans d'augustes promesses, se repose tranquille et forte sous la main intelligente et ferme qui la dirige et la soutient.

Quand un bras est assez puissant pour rendre à 25 millions d'hommes la patrie dont ils étaient déshérités; quand, en mettant, comme Brennus, son épée dans la balance de l'Europe, on peut la faire pencher du côté de la France; quand enfin, on est soutenu par le souffle de l'opinion, qu'importent quelques voix dissidentes et arriérées.

Qu'importent quelques abus inévitables, le jour où les cent bouches de l'opinion publique, seule puissance aujourd'hui dans le monde, proclameront l'alliance enfin réalisable, de la liberté de la parole qui vivifie tout, avec l'autorité forte qui la protège et la défend contre ses propres erreurs.

Angers, imp. de Cosnier et Lachèse.

www.ingramcontent.com/pod-product-compliance
Ingram Content Group UK Ltd.
Pitfield, Milton Keynes, MK11 3LW, UK
UKHW022252070726
13613UKWH00005B/2238